BEI GRIN MACHT SICH IHR WISSEN BEZAHLT

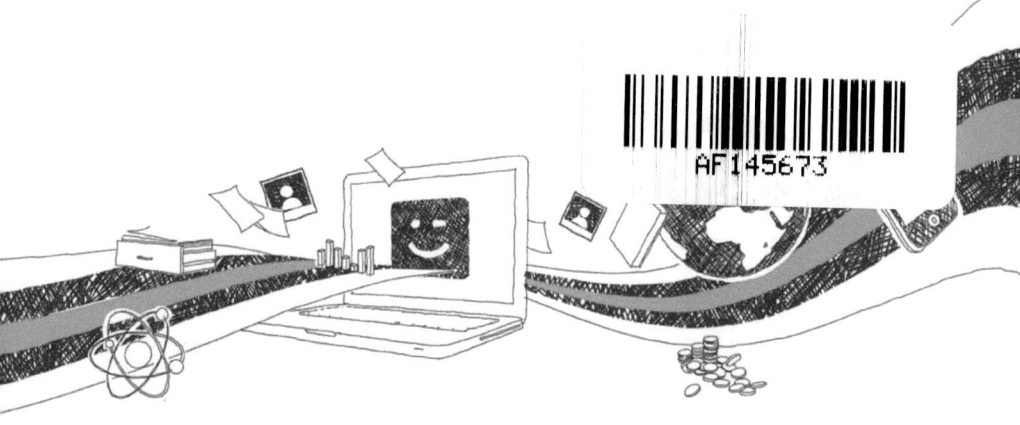

AF145673

- Wir veröffentlichen Ihre Hausarbeit,
  Bachelor- und Masterarbeit

- Ihr eigenes eBook und Buch -
  weltweit in allen wichtigen Shops

- Verdienen Sie an jedem Verkauf

Jetzt bei www.GRIN.com hochladen
und kostenlos publizieren

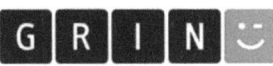

Isolde A. Kretzschmar

Gewalt in Medien

GRIN Verlag

Bibliografische Information der Deutschen Nationalbibliothek:

Die Deutsche Bibliothek verzeichnet diese Publikation in der Deutschen National-
bibliografie; detaillierte bibliografische Daten sind im Internet über http://dnb.d-
nb.de/ abrufbar.

Impressum:

Copyright © 2006 GRIN Verlag GmbH
Druck und Bindung: Books on Demand GmbH, Norderstedt Germany
ISBN: 978-3-656-07734-3

Dieses Buch bei GRIN:

http://www.grin.com/de/e-book/183473/gewalt-in-medien

GRIN - Your knowledge has value

Der GRIN Verlag publiziert seit 1998 wissenschaftliche Arbeiten von Studenten, Hochschullehrern und anderen Akademikern als eBook und gedrucktes Buch. Die Verlagswebsite www.grin.com ist die ideale Plattform zur Veröffentlichung von Hausarbeiten, Abschlussarbeiten, wissenschaftlichen Aufsätzen, Dissertationen und Fachbüchern.

Besuchen Sie uns im Internet:

http://www.grin.com/

http://www.facebook.com/grincom

http://www.twitter.com/grin_com

Veranstaltung:

Grundlagenseminar
Gerontologiesche Intervention
Aggression und Gewalt im Alter

Thema der Arbeit:
Gewalt in Medien

Autorin:

Isolde Kretzschmar M. A.

Gliederung:

1.1. Motivation zum Thema

Gegenwärtig wird eine Gewaltbereitschaft in der Gesellschaft festgestellt, die im Vergleich zur jüngsten Vergangenheit gestiegen sein soll. Aber so ist zu hinterfragen, ob die Qualität oder Quantität der Gewalt damit gemeint ist. Über aggressive Handlungen wurde bis 1950 eher nicht in den Medien bildhaft berichtet. Vor der Erfindung des Fernsehens wurden die Radio, Nachrichten durch Neuigkeiten per Zeitung oder mündlicher Mitteilung weitergeleitet. So wurden auch Berichte über kriminelle Handlungen gar nicht so stark verbreitet. Meistens blieben solche Nachrichten auf die nähere Region beschränkt. So nimmt die Berichterstattung mit Hilfe des Fernsehens einen ganz anderen Stellenwert in der heutigen Gesellschaft als damals ein. Nun ist auch zu bemerken, wann situativ Gewalt angewendet wird. So kann Gewalt eingesetzt werden, um Konflikte auf schnelle und scheinbar unkomplizierte Art und Weise zu lösen. Aber es ist nun zu hinterfragen, wie die Voraussetzung ist, dass jemand zur vermeintlichen Konfliktlösung in zwischenmenschlichen Beziehungen eine aggressive Handlung wählt. Es gibt ja auch schließlich andere Wege, um eine schwierige Situation zu bewältigen oder bei einer Auseinandersetzung seine eigene Meinung durchzusetzen oder zumindest Kompromisse zu finden. Allerdings liefert das visuelle Angebot und der Medienkonsum in den letzten Jahren auch einen wesentlichen Beitrag zur Gewaltbereitschaft. So ist nun die Aufgabe dieser Hausarbeit Modelle und Thesen über den Zusammenhang von Medienwirkungen der Gewaltpräsentation auf eine durch Zuschauer real nachfolgende aggressive Handlung hin zu erörtern. Wie wirken Gewaltdarstellungen auf den Fernsehkonsumenten? Gibt es weitere Faktoren, die bei der steigenden Rate der aggressiven Handlungen im realen Umfeld eine wesentliche Rolle spielen, zu berücksichtigen? Welche psychologischen Modelle sowie aufgestellte Thesen über die Medienwirkung sind bei der Beantwortung dieser oben gestellten Fragen aussagekräftig?

1.2. Aufbau der Arbeit

Zunächst will ich im ersten Kapitel die Begriffe Gewalt und Aggression definieren und versuchen, diese voneinander zu unterscheiden. Als gedanklichen Ausgangspunkt stelle ich das klassische Wirkungsmodell vor.

Dieses Stimulus-Response-Modell wird anschließend durch ein paar Ergänzungen verfeinert. Da das Modell des Lernens auch eine Grundlage für die Thesen der Medienwirkung ist, will ich dieses im ersten Abschnitt zusätzlich kurz beschreiben. Als Nächstes werde ich die Thesen vorstellen und deren Kritikpunkte erläutern. Diese werden erörtert und auf ihre Haltbarkeit in der Praxis überprüft. Da sich weitgehend einige Modelle sowie Thesen auf den persönlichen Hintergrund beziehen, stelle ich noch anschließend das Persönlichkeitsmodell im Zusammenhang mit Medienwirkung und Gewalthandlungen in der Realität vor. Im Schlussgedanken will ich die wichtigen Fakten der Modelle und Thesen zusammenfassen und gegenüberstellen.

2. Gewalt und Aggression

Zunächst werde ich den Begriff Gewalt eingrenzen und seine Ursprünge, wie Gewalt entstehen kann, erläutern.

2.1. Gewalt

Im heutigen Alltag wird Gewalt als eine "rohe, gegen Sitte und verstoßende Einwirkung auf Personen" (Merten, 1999, S. 13) betrachtet. Sowie unter Gewalt auch "das Durchsetzungsvermögen in Macht- und Herrschaftsbeziehungen " (Merten, 1999, S. 13) zur Unterdrückung verstanden wird. Nach Zimbardo (1999) wird Gewalt als eine Aggressionsform betrachtet, die extrem bedrohlich ausgeführt wird und gesellschaftlich nicht akzeptierbar ist. Gewalt kann gegen einzelne oder mehrere Menschen oder deren Eigentum ausgeübt werden. Sie drückt sich in diesem Zusammenhang in Feindschaft und Wut aus. Ihr Ziel ist es, den Feind tätlich zu schädigen oder gar zu vernichten.

In Bezug auf die Begriffsbestimmung, dass singuläre Gewalt eine rücksichtslose, gegen geltendes innerstaatliches, also bürgerliches Recht und Moral verstoßende Einwirkung auf Mitmenschen ist, wird demgegenüber auch eine ordnende Macht- und Herrschaftsausübung notwendig, die von der jeweiligen Gesellschaftsform des Staates machtpolitisch ausgeübt wird. Es kann in diesem Zusammenhang auch zwischen struktureller und kultureller

Gewalt unterschieden werden: Bei der strukturellen Gewalt handelt es sich um die Gewaltausübung eines Gesellschaftssystems. Darunter wird verstanden, dass dem einzelnen Menschen seine Möglichkeiten seiner persönlichen Freiheit und Entwicklung gegebenenfalls eingeschränkt werden zugunsten der Mehrheit oder Autorität. Die kulturelle Gewalt beinhaltet diesen machtpolitischen Faktor, dass einige Teile der Kultur benutzt bzw. missbraucht werden, um die Gewaltausübung zu rechtfertigen und zu legitimieren. (Vgl. Schmalzl, 1996)

2.2. Aggression

Aggression bedeutet zunächst lokales Annähern aus einem persönlichen oder kollektiven Beweggrund und aktives Zugehen. Nach Zimbardo (1992) wird Aggression als beabsichtigtes Handeln definiert, bei der verbal oder körperlich jemand oder etwas beleidigt verletzt oder zerstört wird. Peters (1990) sieht in der Aggression einen Trieb, der durch Frustration entsteht. Das Ziel der Aggressors liegt in der Beseitigung eine ihn frustrierenden Behandlung, schlechten Zustands oder unbewältigten Erlebnisses. Allerdings ist sich der Betreffende seiner Aggression nicht immer bewusst, wenn er nicht kommunizieren kann oder mag und sich ständig beherrscht, staut sich Wut. Psychosomatische Erkrankungen wären dann die Folge dieser Verdrängung. Es gibt unterschiedliche Formen der Aggression, die statt Fremdschädigung als Selbstschädigung bis hin zum Suizid auftreten kann. Auch verbale Äußerungen können aggressiv sein und kränken.

3. Medienwirkungen

Zunächst ist hier bei Medienwirkungen festzuhalten, dass sich unterschiedliche Modelle sowie Thesen mit dem Zusammenhang zwischen fiktiven medialen Gewaltpräsentationen und gleich später erfolgten, real gewordenen aggressiven Handlungen befasst haben. So will ich zunächst die vier Annahmen unter diesen Gesichtspunkten vorstellen, um anschließend das klassische Wirkungsmodell vorzustellen.

3.1. Vier Annahmen

Der Zusammenhang zwischen Mediendarstellung und der Gewaltanwendung wird monokausal, unmittelbar, linear und symmetrisch beschrieben. Es gibt demnach vier Annahmen, dass Medienkonsum die Gewaltanwendung folgendermaßen beeinflusste: So gibt es anscheinend erstens einen monokausalen Zusammenhang zwischen Mediendarstellung und Gewaltausführung. Die Fernsehanstalten werden oft für die real aggressiven Handlungen in der Gesellschaft entsprechend gezeigter Gewalt verantwortlich gemacht. So wird eine Gewalthandlung weitgehend auf den heutigen Konsum von aggressiven und gewalttätigen Fernsehsendungen zurückgeführt. Eine zweite Annahme zeigt auf, dass unmittelbar nach der Gewaltdarstellung spezifischer Art in den Medien eine bestimmte dazu passende Gewalthandlung ohne Zeitverzug und ohne Zwischenschritt erfolge. Ein linearer Zusammenhang wird drittens zwischen Mediendarstellung und Gewalt so gesehen, dass die Stärke der nachahmend folgenden Gewalthandlung mit der Stärke der Rezeption der übertragenen Gewaltdarstellung steige. Die Symmetrie zwischen Ursache und Wirkung wird viertens vermutet, weil sich die realen Gewalthandlungen den medialen Gewaltdarstellungen stark ähneln. (Merten, 1999)

3.2. Wirkungsmodelle

Das klassische Wirkungsmodell wird hier zuerst erläutert. Anschließend wird dann die Verfeinerung dieser Kanonentheorie vorgestellt.

3.2.1. Stimulus-Response-Modell (Kanonentheorie)

Das Stimulus-Response-Modell (S-R-Modell) ist ein klassisches Wirkungsmodell, das als Prozess beschrieben wird, der Reiz und Reaktion durch Konditionierung verknüpft. Die Medien beschießen den Rezipienten mit Stimuli. Die Wirkung ist erfolgt, wenn der Rezipient sinnbildlich von den Geschossen der Stimuli wie erlegt wurde. Es steht fest, dass jeder, der sich den Medien ausgesetzt hat, von den Stimuli getroffen wird. Dieses Wirkungsmodell stammte ursprünglich aus der Physik - Gesetz des elastischen Stoßes - und aus der Psychologie - Reiz-Reaktions-Theorie. Dieses physikalische Gesetz und die psychologische Theorie wurde ungeprüft auf die Medienkommunikation übertragen. Es gibt vier Annahmen aus dem S-R-Modell: Die Kausale Struktur führt die Wirkung auf die Ursache der

Kommunikation zurück. Die zweite Annahme bezieht sich auf die Proportionalität, die zeigt, dass die Stärke des Stimulus mit der Stärke der Wirkung steigt. Als Nächstes ist dann die Transitivität zu erwähnen, die den Transfer vom Kommunikator zum Rezipienten darstellt. Bei der letzten Annahme handelt es sich um die Nomologie, die sich darauf bezieht, dass diese Kanonentheorie unabhängig von Zeit und Raum sei. So kann im Kontext der vier Annahmen geschlossen werden, dass die Wirkung der Kommunikation durch den Stimulus alleine bestimmt wird. (Vlg. Merten, 1999)

3.2.1.1. Payne Fund Studies

Im Zusammenhang der Stimulus-Response-Theorie ist eine frühere Untersuchung über die Wirkungen zu erwähnen, die unter dem Namen "Payne Fund Studies" von Charter (Vgl. Merten, 1999) in der Zeitspanne von 1929 bis 1932 in USA durchgeführt worden ist. Es sollte bei dieser Forschung der negative Einfluss der Kinofilme auf Kinder und Jugendliche untersucht werden. Zu diesem Zweck wurden 1500 Kinofilme auf ihren Inhalt hin analysiert. Die Inhalte wurden in 10 Gruppen aufgeteilt, bei denen es sich bei 27,4 % um Kriminalität, bei 15 % um Sex und bei 29,4 % um Liebe handelte. Zwei spektakuläre Ereignisse führten zu einer Furcht vor den Medienwirkungen. Die Sendung War of Two Worlds von Orson Welles (1938) sowie die Propaganda-Rede von Joseph Goebbels (1942) erweckten den Eindruck, dass Massenmedien starke und gefährliche Wirkungen entwickeln können, die die Bevölkerung in Panik oder in Ekstase versetzen kann. (Vgl. Merten, 1999)

3.2.1.2. Kritik

Die vier Annahmen wurden durch folgende Kriterien widerlegt: Der Rezipient kann sich seine Filme selbst auswählen. Dieses selektive Verhalten wurde im Stimulus-Response-Modell nicht berücksichtigt. Zusätzlich muss beim Stimulus zwischen Signal und Zeichen als Symbol unterschieden werden. Die Stimuli sind bei der Kommunikation nicht beteiligt, da der Rezipient den Sinn des Stimulus selber konstruiert. In der Kommunikationswissenschaft schließt sich im systemischen Denken Kausalität und Transfer aus. (Vgl. Mertens, 1999)

3.2.2. Trimodales transklassisches Wirkungsmodell

Aus den Kritikpunkten von 3.2.1.2. hat sich dann dieses trimodale transklassiche Wirkungsmodell entwickelt. Es gibt hier drei Wirkfaktoren, die als Ursache festgelegt werden: A zum einen ist die Aussage des Mediums in Form des Textes und an die zwei Variablen B und C des internen und externen Kontextes geknüpft wird. So muss das Eintreten der Wirkung als ein individuelles Konstrukt, das an diesen drei A B C genannten Gesichtspunkten fixiert wird, betrachtet werden. Der Rezipient schafft aus dieser Information, aus seinen Erfahrungen und aus seinem situativen Gesamtzusammenhang seine subjektive Wahrnehmung. Nur die aus persönlichen und situativen Gründen ausgewählten Informationen können in das Bewusstsein eindringen. Im Wirkungsprozess werden die Informationen mit Hilfe von Interpretation, Perzeption sowie Sinnkonstruktion verarbeitet. Die Erfahrung im internen Kontext und die Situation im externen Kontext ergänzen die neuen Informationen. Die Grundlage des internen Kontextes sind das Wissen in Form von Erfahrungen sowie die daraus persönlich entstandene Einstellung. Auch die Motivationsstruktur gehört zum internen Kontext. Beim externen Kontext sind Variablen zur gegenwärtigen Situation sowie die sozialen Punkte, wie Werte und Normen, zu erwähnen. Die vom Individuum reflexiven Strukturen sind in diesem Zusammenhang hervorzuheben. Im sozialen Kontext ist die Orientierung an seinen Mitmenschen zu betonen. Es gilt die Meinung der anderen und auch die Handlung, wie sie in gewissen Situationen reagieren. Bei der sachlichen Ebene orientiert sich der Mensch an den Bewertungen, die direkt ausgesprochen oder auch indirekt in der Bildschirmnachricht vermittelt werden. Im zeitlichen Zusammenhang sind hier Erfahrungen zu erwähnen, die Informationen aus der Vergangenheit und durch Informationsverarbeitung in die zukünftigen Informationen weiterführen. (Vgl. Merten, 1999)

3.2.3. Lernen am Modell

Zunächst wird das hier durch Medien Soziale Lernen in Situation so beschrieben, dass nach der klassischen Lerntheorie kein Lernprozess zu erwarten ist. Da der Lernende währenddessen keine aktive Reaktion zeigt, sondern ein innerer Prozess abläuft, gehört das Lernen am Modell nicht zu den klassischen Lerntheorien. Für den Außenstehenden ist erkennbar, dass der Lernende nur sieht, dass ein anderer gehandelt hat und für dieses Verhalten belohnt oder bestraft wurde. Der Beobachter einer Szene kann später selber entscheiden, ob er das gesehene Verhalten übernimmt oder unterlässt. Das Beobachtungslernen liegt unter folgenden Gesichtspunkten vor, wenn die Person ein Verhalten und die Verhaltenskonsequenzen wahrnimmt und diese nutzt, um später ihr eigenes Verhalten auszuführen. Beobachtungslernen wird auch als Lernen durch Nachahmung oder als Imitationslernen bezeichnet. Grundsätzlich wird bei dieser Theorie betont, dass das Lernen von Neuem durch Beobachtung selbst gewählter Modelle ausgeführt wird, und dass das beobachtete Verhalten nur dann bei Gefallen nachgeahmt wird. (Vgl. Zimbardo, 1992)

Im Kontext dieses Lernens durch Nachahmung beschreibt Schmalzl (1996) den Erwerb komplexer Verhaltensweisen sowie die Aneignung gewalttätigen Verhaltens. Durch die Beobachtung von Gewalthandlungen bekommt der Zuschauer den Eindruck vermittelt, dass das Opfer der Gewalt nur spärliche Alternativen zur Wahl hat: Es antwortet mit Gegengewalt auf die Gewalt oder unterwirft sich oder flieht. Auf diese Weise wird in den Medien Gewalt als extrem erfolgreiches Mittel zur Konfliktlösung gezeigt. So kann offenbar wie nachgespielt bei Konfliktsituationen von manchen die Gewalt als Radikal-Problemlöser real verwendet werden. Aber es ist auch festzuhalten, dass Filme alleine nicht gewalttätig machen. Bei schon bestehender Aggressionsneigung durch aggressionsfördernder Umwelteinflüsse können auch brutale Bilder diese Neigung verstärken. Die Phantasie und Realität könnten dann dramatisch vermischt werden. Speziell bei vernachlässigten Jugendlichen kann die Idee so entstehen, dass sie die gesehenen Gewalttaten selber in der Realität auszuleben versuchen. Eltern können dieser Entwicklung ihrer Kinder mit Idealverhalten, indem sie konstruktiv und gewaltfrei in Konfliktsituationen handeln, vorbeugen. (Schmalzl, 1996)

3.3. Wirkung von Mediengewalt

Nachdem nun das klassische Wirkungsmodell beschrieben und das Lernen am Lernen erläutert wurde, will ich im folgenden Abschnitt verschiedene Thesen vorstellen.

3.3.1. Katharsisthese

Nach Sigmund Freud (Zimbardo, 1992) wird eine Aggression wie bei einem Spannungszustand aufgebaut. Der Spannungszustand drängt ab eine, bestimmten Zeitpunkt zur Entladung. Wenn dann eine aggressive Handlung sozusagen stellvertretend stattgefunden hat, wirke diese auf denjenigen Menschen wie reinigend. Der Grund wird in Phantasieaggression als Ausgangspunkt der Katharsisthese gesehen: die funktionale Äquivalenz reduziere reale Aggressionsformen. Die Wahrnehmung einer aggressiven Handlung im Fernsehen, kann nach dieser Vorstellung auch eine reinigende Wirkung auf den Rezipienten haben. Die Phantasie des Zuschauers wirke funktional äquivalent, was ihn befriedige. Folglich herrscht die hypothetische Ansicht, dass der Drang, selbst gewalttätig zu handeln, nach dem Fernsehkonsum mit gewalttätigem Inhalt nicht mehr in der Realität durchgeführt wird, weil sich die eigenen Anspannung abbaute. (Vgl. Mertens, 1999)

Diese These wird allerdings noch verfeinert. So werden folgende Annahmen festgehalten: In der Phantasie ausgelebte Gewalthandlungen hätten demnach eine reinigende Wirkung. Die Aggressionsreduktion bei Rezeption von Gewalt sei nur unter der Bedingung möglich, wenn der Zuschauer schon emotional erregt ist und ansonsten zur Aggression neige. Diese kathartischen Effekte könnten durch starke Schmerz- und Verletzungsdarstellungen eines symbolischen Aggressionsopfers erzielt werden. (Vgl. Mertens, 1999)

Die Kritik zu dieser These beruht auf dem Ausbleiben real abfließender Aggressionen bei Betrachtung von Gewalthandlungen, die als Folge von brutal visuellen Gewöhnungs- sowie Angsteffekten entstehen. Als Alternative zur Katharsisthese kann auch die Inhibitationsthese erklärt werden. Diese besagt, dass aggressive Handlungen nach Rezeption von Gewaltdarstellungen auch nicht ausgeführt würden, jedoch weil beim Zuschauer gegenüber dieser Verhaltensweisen Hemmungen, Schuldgefühle oder Angst vor Aggression ausgelöst werden. Diese Gefühle, die die eigene Aggression lähmen, kommen warnend hoch, wenn auf die aggressive Handlung hin negative Konsequenzen zu erwarten sind. So kann in Kombination beider Thesen gesagt werden, dass Gewaltdarstellung mit rechtfertigendem Hintergrund die Aggressionsbereitschaft eher steigert und bei Gewaltpräsentation mit negativen Folgen eine hemmende Wirkung auf Aggression hat. (Vgl. Merten, 1999)

3.3.2. Stimulationsthese

Berkowitz (Merten, 1999) unterscheidet im Kontrast zur Katharsishypothese Aggressionshemmung und Aggressionssteigerung als Folge von dargestellter Bewertung einer Gewalt mit Hilfe eines Experimentes. Die Grundlage für dieses Experiment zur Stimulationsthese dient der Vorstellung, dass der schon vorhandene bei neuerlichem Frust einen Zustand emotionaler Erregung verursacht. Diese gefühlsmäßige Erregung schafft eine Neigung zur aggressiven Handlung. Das Ansehen von legitimierter Gewalt kann bei einem bestimmten Persönlichkeitsmerkmal sowie bei einem spezifischen sozialen Umfeld aggressives Handeln begünstigen. Der Konsum bestimmter Gewaltpräsentationen kann eine kurzweilige Anregung der Aggressionsbereitschaft bewirken. Allerdings müssten bestimmte Voraussetzungen, wie gefühlsmäßige Erregung des Zuschauers sowie gerechtfertigte Gewaltdarstellung, erfüllt sein. Jedoch ist festzuhalten, dass das Untersuchungsdesign des Experimentes erhebliche Kritik auf sich zog. Die unüblichen Stimulationsmaterialien sowie die Erfassung der Aggressionssteigerung, die mit einem ungeeigneten Messinstrument durchgeführt wurde, sind zu erwähnen. So konnte dieses Experiment nicht deutlich genug nachweisen, dass ein Erregungszustand eine aggressive Handlung verursache. (Vgl. Mertens, 1999)

3.3.3. Kultivierungsthese

Die gewaltfördernde Wirkung wird beim häufigen Fernsehkonsum folgendermaßen begründet: Durch das Fernsehen wird ein mediales Weltbild vermittelt, das sich dann später zum eigenen Weltbild des Rezipienten entwickeln kann. Die emotionale Furcht des Zuschauers kann somit unangemessen gesteigert werden. Die Datenbasis für diese These bildet eine langjährige Analyse von Gerbner (Merten, 1999), der per Inhaltsanalyse sowie durch Umfrage die Gewaltanteile im US-amerikanischen Fernsehen untersuchen und die Rate der Verbrechensfurcht erheben wollte. Die Inhaltsanalyse zeigt, dass durch den Fernsehkonsum ein gewaltbereiteres Weltbild erstellt wird, als es der Realität entspricht. Vielseher haben somit eine medial verzerrte Gewalteinschätzung. Allerdings wurde diese These auf Grund der Interpretation der Datenerhebung per Inhaltsanalyse sowie Umfrage heftig kritisiert. Ein Kritiker wertete die Datensätze neu aus und kam zu einem anderen Ergebnis: Selbst Nichtseher neigen zu gleichen Antworten wie Vielseher. (Vgl. Merten, 1999)

In Bezug auf die Kultivierungsthese will ich die Gedanken von Heuermann und Kuzina (1995) hinzufügen, natürlich dass Massenmedien ein vorgefertigtes Menschen- bzw. Gesellschaftsbild vermitteln. So wird in der Folge auch das Selbstbild des Zuschauers beeinflusst. In einer Mediengesellschaft ist es für den Rezipienten kaum möglich, den Einfluss audiovisueller Erfahrung von der eigenen sozialen Erfahrung auszuschließen. Auf diese Weise ist es scheinbar unmöglich, das Gefährdungspotential von Fernsehgewaltpräsentation unabhängig von der eigenen Lebensrealität zu verstehen und abzuriegeln. "Sozialisationsprozesse sind heute weithin mit medialen Rezeptions- und Verarbeitungsprozessen identisch." (Heuermann, Kuzina, 1995, S. 145) So musste festgestellt werden, dass vernachlässigte Kinder schon viele Tötungsdelikte im Fernsehen verfolgt haben. Die Darstellung der Gewalt als Konfliktlösungsmittel wird als soziale Verhaltensnorm sowie als kulturell verbreitete Handlungsweise weitgehend akzeptiert.

3.3.4. These der Wirkungslosigkeit

Da kein Effekt zur Kriminalität durch Medienkonsum bei einer langfristig angelegten Wirkungsstudie deutlich nachgewiesen werden konnte, kam man auf die These der Wirkungslosigkeit. mit folgendem Ergebnis: Die Vielfalt der Gewaltdarstellungen keinerlei mehr Wirkung auf den Rezipienten habe. Weitere Wirkungsstudien beziehen sich auf individuelle Wirkungsebenen.

Aspekte der Makroebene wurden von den Vertretern dieser These berücksichtigt. Dabei wurde auf die Bereiche wie Handlungsumfeld und Geschlechtsrollenstereotype geachtet. Allerdings betonten die Prüfer dieser vorliegenden These auch, dass kurzfristig emotionale Erregung nach Fernsehgewalt durchaus möglich ist. Bei dieser These wurde kritisiert, dass durch die Widerlegung der Kartharsisthese sowie Stimualtionsthese deshalb noch keine andere neue Theorie entstand, da diese These der Wirkungslosigkeit keinen festen Bezugsrahmen vorzuzeigen hat. (Merten, 1999)

3.3.5. These der Ambivalenz

Hier wird wieder auf die Theorie, die ich im Abschnitt 3.2.3. Lernen am Modell beschrieb, Bezug genommen. Soziale Einflussgrößen bestimmen den funktionalen Wert einer beobachteten aggressiven Handlung. Durch persönliche Dispositionen sowie durch den Einfluss charakterologischer Faktoren kann aggressive Wirkung aufgehoben oder verstärkt werden. Die vielfältigen Kontrollmechanismen eigener Moral beeinflussen wechselseitig die meisten Verhaltensweisen. So ist die Durchführung einer bestimmten Handlung von mehreren gleichzeitig vorhandenen Faktoren abhängig. Mit Hilfe experimenteller Prutung der Stimulationsthese kann eine Auslösung des Lerneffektes sowie die Anregung zur Nachahmung der beobachteten aggressiven Verhaltensweise durch Gewaltpräsentation nachgewiesen werden. Fernsehkonsum hat zwar keinen direkten Einfluss auf die Aggressionsauslöser oder auf die Verstärker. Jedoch beeinflusst Fernsehen aggressive Neigungen, da es lehrt, wie man sich aggressiv verhält, und den funktionellen Wert eines gewaltsamen Verhaltens beschreibt. Die Verstärkung der Aggressionshemmung vollzieht sich in der Darstellung der Gewaltanwendung als moralisch tadelnswert sowie als bestrafende Konsequenz. Jedoch werden im Fernsehen Gewaltdarstellungen nicht nach diesen Kriterien, wie negative Konsequenzen auf Gewalthandlung sowie negative Bewertung durch die Gesellschaft, produziert. Bei der Kritik wird zunächst festgehalten, dass die Lerntheorie bestätigt wird. Die Beobachtung lehrt aggressive Verhaltensweisen. Als Einschränkung wird betont, dass die Konsequenzen der Gewaltdarstellung von der Persönlichkeit des Zuschauers sowie von seinem sozialen Kontext beeinflusst werden. Auf bestimmte Zuschauer kann das Konzept der Suggestion zutreffen. Im Zusammenhang des literarischen Frühwerks *Leiden des jungen Werthers* von Goethe (Merten, 1999) hatte eine drastische Zunahme der Selbstmordrate verursacht, die den scheinbar gleichen Rahmenbedingungen entsprachen. So können folglich erst recht heutige, spezifische Medieninhalte nach der Suggestionsebene direkte Imitationshandlungen verursachen. (Vgl. Merten, 1999)

3.4. *Persönlichkeitsmodell*

Nachdem schon bei den Thesen sowie Wirkungsmodellen auf Verschiedenheit der Persönlichkeiten von Rezipienten aufmerksam gemacht wurde, will ich nun im folgenden Abschnitt den Zusammenhang zwischen Persönlichkeitsstruktur und Medienwirkung erläutern. Durch reale Gewalterfahrungen und frustrierende Erlebnisse im familiären sowie schulischen Umfeld können Medien, die Utopien bringen, dem Menschen in kritischer Lebenssituation mit Stress und Frust scheinbar als Ersatz des Trostes bzw. eigener Aggression dienen. Das Kind bis hin zum Greis flieht in die Medienwelt, vor allem wenn mangelndes Freizeitangebot sowie Freundeskreis keine Alternative zum Umgang mit Konflikten bieten. (Vgl. Weiß, 2000)

Im Zusammenhang des Persönlichkeitsmodells will ich zwischen stark und sehr stark gefährdeten Menschen zur Angriffslust nach Gewaltkultsendungen unterscheiden:

3.4.1. *Sehr stark gefährdete Persönlichkeitsstruktur*

Zunächst wird eine labile Persönlichkeit mit einer asozialen Einstellung, unfähig sich zu integrieren,   festgestellt. Ihre Intelligenz wird als niedrig eingeschätzt. Liegt eine affektive psychotische Entwicklung   vor, wird psychische Wirkung nach dem Fernsehen von Gewalt als stark eingeschätzt, da sich diese Person den medialen Ereignissen hilflos ausgeliefert fühlt. Hinzu kommt, dass diese Person dann zeitweise nicht fähig ist, zwischen Realität und Fiktion zu unterscheiden. Die starke gefühlsmäßige Betroffenheit kann sich ausufern bis zur Abhängigkeit von bestimmten Mediendarbietungen steigern. Dies führt zur extremen Aggressionssteigerung. Die Identifikation mit einer Rolle bezieht sich ausschließlich auf den Täter bzw. Helden, der die aggressive Handlung im Film durchführt. Auf die Reaktion des Rezipienten mit diesen Persönlichkeitsmerkmalen sind lang anhaltende Effekte festzustellen: Die Gewalthandlungen werden bei gegebenen Umständen sehr wahrscheinlicher n der Realität ausgelebt versucht. So kann ein besonders grausamer Film ausreichen, um eine kriminelle Tat auszulösen. Die Person befindet sich dann in einer eigenen Welt und ist der Realität sehr weit entfernt. So ist diese Personengruppe mit diesen kurzfristig krankhaften Merkmalen eher stark gefährdet, eine gewalttätige Handlung nach der sofortigen Rezeption von aggressiven Fernsehdarstellungen durchzuführen. Bei dieser als besonders zuerst anfällig beschriebenen Persönlichkeit muss ergänzt werden, dass es sich um Merkmale der Labilität, des Borderline-Syndroms, einer beginnenden Psychose sowie der Psychopathien handelt. Hier geht man davon aus, dass die Bereitschaft zur Gewalthandlung nach dem Betrachten von Gewaltszenen im Fernsehen und längerem Konsum von Gewaltsendungen steigen kann. Der Grund liegt in der mangelnden Affektkontrolle dieser Persönlichkeitstypen. Es herrscht die Unfähigkeit vor, sich dieser für sie Attraktion dieser Filme nicht entziehen zu können. Auf diese Weise ist die Identifikation mit dem gewalttätigen Filmhelden kaum umgänglich. Als letzter Punkt ist dann der Realitätsdurchbruch zu erwähnen, in der die Person ihre in der Phantasie kreierte Gewalthandlung in der Realität auslebt. (Vgl. Weiß, 2000)

3.4.2. Weniger stark gefährdete Persönlichkeit

Bei ihr ist eine gewisse Selbstunsicherheit festzustellen. Diese Persönlichkeit ist noch nicht ausreichend in sich gefestigt. So herrscht eine oberflächlich starke Orientierung nach Außen. Soziale Ängste, Beziehungsstörungen sowie Schulangst können als weitere Merkmale festgehalten werden. Die verminderte Affektstörung sowie die geringe soziale Intelligenz sind bei diesem Persönlichkeitsprofil zu erwähnen. Die psychischen Wirkungen nach der Rezeption von Gewaltdarstellungen sind anfänglich eher negativ einzuschätzen. Es kann durchaus später eine positive emotionale Befindlichkeit entstehen. Die subjektive Betroffenheit kann als stark oder sichtlich erleichtert sowie voll Lust eingestuft werden. Auf der unbewussten Seite herrschen Gewalt- und Größenphantasien vor. Bei manchen scheint ein schleichender Realitätsverlust zu entstehen. Diese Person identifiziert sich dann mit Tätern bzw. Helden aber auch mit kriminellen Gruppierungen. Reaktionen auf langfristige Effekte können emotionale Abstumpfung sowie geringes Einfühlungsvermögen sein. Die vermeintliche Legitimation durch Gewalt, Rache und Selbstjustiz können ihre Werturteile bestimmen. Auf diese Weise versucht die Person, ihr Ich durchsetzen zu wollen. Es sind teils auch rechtsextremistische Neigungen festzustellen. Bei langwierigem Fernsehkonsum mit Gewaltdarstellungen können sich aggressive Handlungen bis hin zur Kriminalität entwickeln. Es kann auch zu einer psychischen Abhängigkeit von medialen Gewaltdarstellungen kommen. (Vgl. Weiß, 2000)

4. Zusammenfassung wichtiger Punkte

Im Schlussgedanken will ich im ersten Abschnitt die wichtigen Punkte zusammenfassen. Es gibt vier Grundannahmen für den Einfluss des Medienkonsums auf die reale Gewaltausübung:

* monokausaler Zusammenhang

Die Medien werden für die Gewalthandlung in der Gesellschaft verantwortlich gemacht.

* unmittelbarer Zusammenhang

Die reale aggressive Handlung vollzieht unmittelbar sich ohne wesentliche Zeitverzögerung nach dem Konsum von gewalttätigen Fernsehfilmen.

* linearer Zusammenhang

Die Stärke realer Gewalthandlung steigt mit der Stärke der medialen Gewaltpräsentation.

* symmetrischer Zusammenhang

Es ist eine Ähnlichkeit zwischen realer und medialer Gewalthandlung festzustellen.

Die Basis der Thesen stellen zwei Modelle dar:

* Stimulus-Response-Modell

Hier geht man auch von vier Annahmen aus:

1.   Rückführung der Wirkung auf die Ursache (Kommunikation)

2. Gleiche Verstärkung des Stimulus mit der Wirkung

3. Transfer vom Kommunikator zum Zuschauer

4. Unabhängigkeit von Zeit und Raum

Im Zusammenhang kann man mit den ersten beiden Annahmen - der Rückführung der Wirkung auf die Ursache und der gleichen Verstärkung des Stimulus mit der Wirkung - eine Verbindung zu den Grundannahmen - nämlich einen monokausalen und linearen Zusammenhang - herstellen.

Aber es wird von Kritikern betont, dass der Rezipient

1. sich den Sinn des Stimulus, in diesem Zusammenhang die Fernsehgewalt, selber konstruiert.

2. sich die Fernsehsendungen selber auswählt. Somit findet vorab eine Selektion auf Seiten des Zuschauers statt.

Ergänzung des klassischen Modells mit folgenden Punkten:

Es gibt drei Wirkfaktoren: - Aussage des Mediums

                               - interner Kontext

                               - externer Kontext

Die subjektive Wahrnehmung des Zuschauers wird aus diesen drei Punkten geschaffen. Zum internen Kontext gehören Erfahrung sowie Motivation und zum externen werden Normen und Werte der gegenwärtigen Gesellschaft sowie die Orientierung an den Mitmenschen gerechnet. Aus der Kombination mit der Information aus dem Medium und dem internen sowie externen Kontext wird dann die subjektive Wahrnehmung des Rezipienten kreiert.

- Lernen durch Beobachtung

Durch Beobachtung findet kein Lernprozess statt. Er ist an folgenden Gesichtspunkten gebunden:

1. Wahrnehmung einer Person X des Verhaltens andrer Person Y mit positiven oder negativen Konsequenzen.

2. Ziel dieser Beobachtung ist, dass Person X die Erfahrungen der Person Y nutzt, um dieses gezeigte Verhalten nachzuahmen.

Im Zusammenhang mit medialer Gewalt wird dem Zuschauer der Eindruck vermittelt, dass oft nur mit Gegengewalt auf Gewalt geantwortet werden kann. So wird Gewalt als Radikalproblemlöser wahrgenommen. Allerdings wird auch hier auf die Aggressionsneigung des Rezipienten sowie auf dessen aggressives soziales Umfeld aufmerksam gemacht. Als Vorschlag für eine Gegenstrategie wird hier ein Idealverhalten der Eltern angepriesen, das als Vorbild einen anderen Lösungsweg aus einer Konfliktsituation zeigen soll.

* Thesen der Medienwirkung

Hier will ich kurz die wesentlichen Voraussetzung an für die Wirkung durch das Sehen von Gewaltdarstellung zusammenfassen:

   ° emotionale Erregung

   ° Aggressionsneigung des Zuschauers

   ° belastete Persönlichkeitsmerkmale

   ° Darstellung der Gewalt als gerechtfertigt oder mit negativen Konsequenzen

Zudem ist festzuhalten, dass Gewalthandlungen nach Rezeption von aggressiven Filmdarstellungen von weiteren Faktoren, wie vom sozialen Umfeld, spezieller Befindlichkeit und von der Persönlichkeitsstruktur des Zuschauers, abhängen. Die Persönlichkeitstheorie bestätigt auch diese Annahme, dass der Zuschauer mit bestimmten Persönlichkeitsmerkmale durch die Identifikation mit dem gewalttätigen Filmhelden zu aggressiven Handlungen neigen kann.

Zusammenfassend ist festzuhalten, dass im familiären Umfeld Handlungs- und Aufklärungsbedarf besteht, damit Erwachsene sowie Kinder das Fernsehen nicht als bequeme und alleinige Freizeitbeschäftigung betrachten. Auch Jugendliche sollten im weiteren sozialen Umfeld sich mit dem Thema auseinandersetzen, um die Medienangebote zu differenzieren. Einschaltquoten bestimmen die Sendungen mit. Verantwortlicher Umgang mit Medien muss erlernt werden, wie auch der gesunde Abbau von Aggressionen durch sinnvolle Betätigung und körperliche Bewegung bis ins hohe Alter sozialverträglich sein kann.

Literaturverzeichnis:

Heuermann, Hartmut; Kuzina, Matthias: Gefährliche Musen. Medienmacht und Medienmissbrauch. Verlag J.B. Metzlar, Stuttgart, 1995

Merten, Klaus: Gewalt durch Gewalt im Fernsehen? Westdeutscher Verlag GmbH, Opladen/Wiesbaden, 1999

Peters, Uwe Henrik: Wörterbuch der Psychiatrie und medizinischen Psychologie. Urban & Schwarzenberg, München, 4. Auflage, 1990

Schmalzl, Hans Peter: Gewalt. In: Hermanutz, Max; Ludwig, Christiane; Schmalzl, Hans Peter: Moderne Polizeipsychologie. Richard Boorberg Verlag, Stuttgart, 1996

Weiß, Rudolf, H.: Gewalt, Medien und Aggressivität bei Schülern. Hogrefe-Verlag, Göttingen, 2000

Zimbardo, Philip G.: Psychologie. Springer-Verlag, Berlin, 1992